O MELH

RECEITA DE

DE BAIXA GORDURA

LIVRO

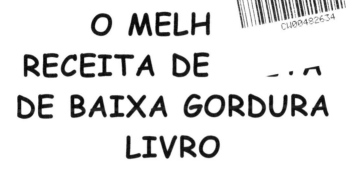

50 RECEITAS SIMPLES E DELICIOSAS PARA OBSERVADORES DE PESO

GUILHERME BRAZ

TABLE OF CONTENTS

INTRODUÇÃO

Uma dieta com baixo teor de gordura restringe a gordura, e muitas vezes a gordura saturada e o colesterol. As dietas com baixo teor de gordura têm como objetivo reduzir a ocorrência de doenças como doenças cardíacas e obesidade. Para perda de peso, eles atuam de forma semelhante a uma dieta pobre em carboidratos, uma vez que a composição dos macronutrientes não determina o sucesso da perda de peso. A gordura fornece nove calorias por grama, enquanto os carboidratos e proteínas fornecem, cada um, quatro calorias por grama. O Instituto de Medicina recomenda limitar a ingestão de gordura a 35% do total de calorias para controlar a ingestão de gordura saturada.

Embora a gordura seja uma parte essencial da dieta de uma pessoa, existem "gorduras boas" e "gorduras ruins". Saber a diferença pode ajudar uma pessoa a fazer escolhas informadas sobre suas refeições.

Se você está seguindo uma dieta saudável e balanceada, restringir a ingestão de gordura geralmente é desnecessário. No entanto, em certas circunstâncias, limitar a gordura na dieta pode ser benéfico.

Por exemplo, dietas com baixo teor de gordura são recomendadas se você estiver se recuperando de uma cirurgia na vesícula biliar ou se tiver doença da vesícula biliar ou do pâncreas.

As dietas com baixo teor de gordura também podem prevenir a azia, reduzir o peso e melhorar o colesterol.

SOPAS

1. Sopa Creme de Brócolis

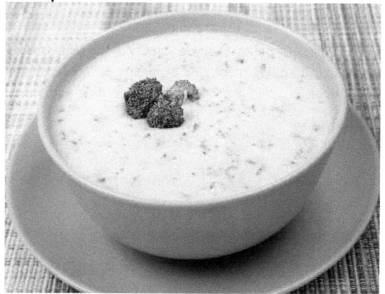

4 porções

Ingredientes

- 1 1/2 libra de brócolis, fresco

- 2 xícaras de água

- 3/4 colher de chá sal, pimenta a gosto

- 1/2 xícara de farinha de tapioca, misturada com 1 xícara de água fria

- 1/2 xícara de creme de coco

- 1/2 xícara de queijo de fazendeiro com baixo teor de gordura

a) Cozinhe os brócolis no vapor ou ferva até que fiquem macios.

b) Coloque 2 xícaras de água e creme de coco em banho-maria.

c) Adicione sal, queijo e pimenta. Aqueça até o queijo derreter.

d) Adicione brócolis. Misture a água e a farinha de tapioca em uma tigela pequena.

e) Mexa a mistura de tapioca na mistura de queijo em banho-maria e aqueça até a sopa engrossar.

2. Sopa de lentilha

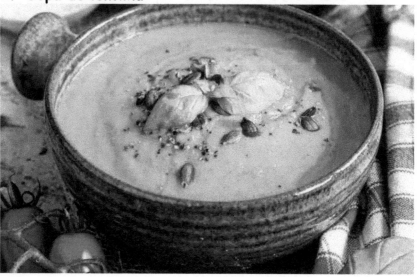

Serve de 4 a 6 porções

Ingredientes

- 2 colheres de sopa. <u>Oliva</u> óleo ou <u>abacate</u> óleo
- 1 xícara de cebola picada
- 1/2 xícara de cenoura picada
- 1/2 xícara de aipo picado
- 2 colheres de chá de sal
- 1 libra de lentilhas
- 1 xícara de tomate picado
- 2 quartos de frango ou caldo de vegetais
- 1/2 colher de chá coentro moído e cominho torrado

Instruções

a) Coloque o azeite em um grande forno holandês. Coloque em fogo médio. Quando estiver bem quente, acrescente o aipo, a cebola, a cenoura e o sal e faça até que as cebolas fiquem translúcidas.

b) Adicione as lentilhas, os tomates, o cominho, o caldo e os coentros e mexa bem. Aumente o fogo e leve apenas para ferver.

c) Reduza o fogo, tampe e cozinhe em fogo baixo até que as lentilhas estejam macias (aprox. 35 a 40 minutos).

d) Faça um purê com um bender até a consistência de sua preferência (opcional). Sirva imediatamente.

3. Sopa Fria De Pepino De Abacate

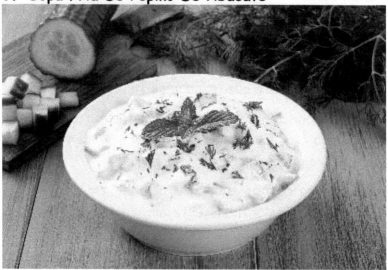

Serve 2-3

Ingredientes

- 1 pepino descascado, semeado e cortado em pedaços de 2 polegadas
- 1 abacate, descascado
- 2 cebolinhas picadas
- 1 xícara de caldo de galinha
- 3/4 xícara de iogurte grego desnatado
- 2 colheres de sopa. suco de limão
- 1/2 colher de chá pimenta moída, ou a gosto
- Cebolinha picada, endro, hortelã, cebolinha ou pepino

a) Misture o pepino, o abacate e a cebolinha no liquidificador. Pulsar até ficar picado.

b) Adicione o iogurte, o caldo e o suco de limão e continue até ficar homogêneo.

c) Tempere com pimenta e sal a gosto e leve à geladeira por 4 horas.

d) Prove para temperar e enfeitar.

4. Gaspacho

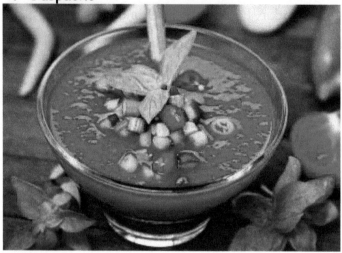

4 porções

Ingredientes

- • 1/2 xícara de linho farinha de sementes
- • 1kg de tomates, picados
- • 1 pimenta vermelha e 1 pimenta verde, cortada em cubos
- • 1 pepino, descascado e cortado em cubos
- • 2 dentes de alho, descascados e esmagados
- • 150ml extra virgem Oliva óleo ou abacate óleo
- • 2 colheres de sopa de suco de limão
- • Sal a gosto

Instruções

a) Misture os pimentos, os tomates e o pepino com o alho amassado e o azeite na tigela do liquidificador.

b) Adicione farinha de linho à mistura. Misture até ficar homogêneo.

c) Adicione sal e suco de limão a gosto e mexa bem.
d) Leve à geladeira até ficar bem gelado. Sirva com azeitonas pretas, ovo cozido, coentro, hortelã ou salsa.

5. Sopa de carne italiana

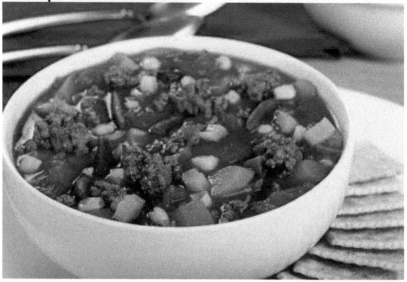

6 porções

Ingredientes

- 1 libra picada de abelha 1 dente de alho picado
- 2 xícaras de caldo de carne
- alguns tomates grandes
- 1 xícara de cenouras fatiadas
- 2 xícaras de feijão cozido
- 2 abobrinhas pequenas em cubos
- 2 xícaras de espinafre - enxaguadas e rasgadas
- 1/4 colher de chá Pimenta preta
- 1/4 colher de chá sal

a) Carne marrom com alho em uma panela. Junte o caldo, as cenouras e os tomates. Tempere com sal e pimenta.

b) Reduza o fogo, tampe e cozinhe por 15 minutos

c) Junte o feijão com o líquido e a abobrinha. Cubra e cozinhe até que a abobrinha esteja macia.

d) Retire do fogo, acrescente o espinafre e cubra. Sirva após 5 minutos.

6. Cogumelo torrado cremoso

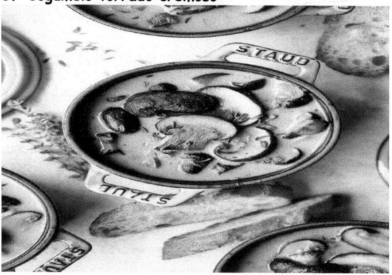

4 porções

Ingredientes

- • 1 libra de cogumelos Portobello, cortados em pedaços de 1 polegada
- • 1/2 libra de cogumelos shiitake, caule
- • 6 colheres de sopa. Oliva óleo ou abacate óleo
- • 2 xícaras de caldo de vegetais
- • 1 1/2 colher de sopa. coco óleo
- • 1 cebola picada
- • 3 dentes de alho picados
- • 3 colheres de sopa. farinha de araruta
- • 1 xícara de creme de coco
- • 3/4 colher de chá tomilho picado

Instruções

a) Aqueça o forno a 400 ° F. Forre uma assadeira grande com papel alumínio. Espalhe os cogumelos e regue com azeite. Tempere com sal e pimenta e misture. Cubra com papel alumínio e leve ao forno por meia hora. Descubra e continue assando por mais 15 minutos. Deixe esfriar um pouco. Misture metade dos cogumelos com uma lata de caldo no liquidificador. Deixou de lado.

b) Derreta o óleo de coco em uma panela grande em fogo alto. Adicione a cebola e o alho e refogue até que a cebola fique translúcida. Adicione a farinha e mexa 2 minutos. Adicione o creme, o caldo e o tomilho. Junte os cogumelos cozidos restantes e o purê de cogumelos. Cozinhe em fogo baixo até engrossar (aprox. 10 minutos). Tempere a gosto com sal e pimenta.

7. Sopa de feijao preto

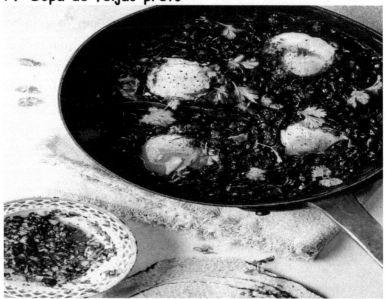

Serve 6-8

Ingredientes

- 1/4 xícara <u>coco</u> óleo
- 1/4 xícara de cebola picada
- 1/4 xícara de cenouras, cortadas em cubos
- 1/4 xícara de pimentão verde, picado
- 1 xícara de caldo de carne
- 3 libras de feijão preto cozido
- 1 Colher de Sopa. suco de limão
- 2 colheres de chá Garlil
- • 2 colheres de chá de sal

- 1/2 colher de chá Pimenta Preta, Chão
- 2 colheres de chá de pimenta em pó
- 8 onças carne de porco
- 1 Colher de Sopa. farinha de tapioca
- 2 colheres de sopa. Água

Instruções

a) Coloque o óleo de coco, a cebola, a cenoura e o pimentão em uma panela. Cozinhe os vegetais até ficarem macios. Leve o caldo para ferver.

b) Adicione o feijão cozido, o caldo e os ingredientes restantes (exceto a farinha de tapioca e 2 colheres de sopa de água) aos vegetais. Leve a mistura para ferver e cozinhe por aproximadamente 15 minutos.

c) Bata 1 litro da sopa no liquidificador e coloque de volta na panela. Combine a farinha de tapioca e 2 colheres de sopa. água em uma tigela separada.

d) Adicione a mistura de farinha de tapioca à sopa de feijão e leve para ferver por 1 minuto.

8. Gazpacho branco

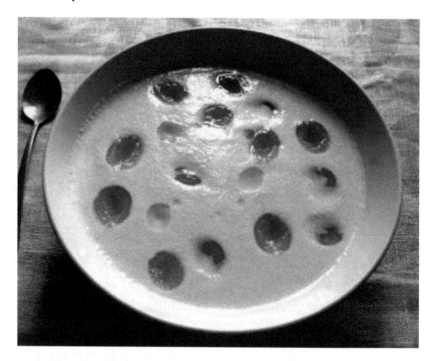

Serve de 4 a 6 porções

Ingredientes

- • 1 copo linho farinha de sementes
- • 200 g de amêndoas, descascadas e descascadas
- • 3 dentes de alho
- • 150 ml extra virgem Oliva óleo ou abacate óleo

- • 5 colheres de sopa. suco de limão
- • 2 colheres de chá de sal
- • 1 litro de água
- • 150 g de uvas, semeadas

Instruções

a) Coloque a farinha de linho com as amêndoas e o alho no liquidificador. Misture até obter uma pasta lisa. Adicione um pouco de água, se necessário. Adicione o óleo em um jato lento com o motor funcionando. Adicione o suco de limão e o sal também.

b) Despeje a mistura em uma jarra e adicione o restante da água. Adicione sal ou suco de limão a gosto. Esfrie a sopa.

c) Mexa antes de servir e decore com as uvas.

9. Sopa de abóbora

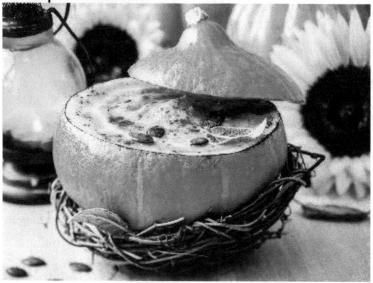

Serve de 4 a 6 porções

Ingredientes

- • 1 abóbora
- • 1 cenoura picada
- • 1 cebola (cortada em cubos)
- • 3/4 - 1 xícara de leite de coco
- • 1/4 - 1/2 xícara de água
- • Oliva óleo ou abacate óleo
- • Sal
- • Pimenta
- • Canela
- • Cúrcuma

Instruções

a) Corte a abóbora e retire as sementes com uma colher. Corte em pedaços grandes e coloque em uma assadeira. Polvilhe com sal, azeite e pimenta e leve ao forno a 375 graus F até ficar macio (aproximadamente 1 hora). Deixe esfriar.

b) Enquanto isso, refogue a cebola no azeite (coloque em uma panela de sopa). Adicione as cenouras. Adicione 3/4 xícara de leite de coco e 1/4 xícara de água após alguns minutos e deixe ferver. Retire a abóbora da casca. Adicione à panela de sopa. Mexa para combinar os ingredientes e deixe ferver alguns minutos. Adicione mais leite ou água, se necessário. Tempere a gosto com sal, pimenta e especiarias. Bata até ficar homogêneo e cremoso.

c) Polvilhe com sementes de abóbora torradas.

10. Sopa De Carne De Porco Feijão Branco De Couve

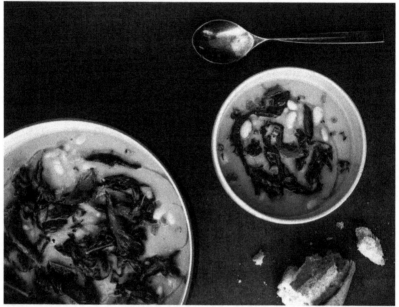

Serve de 4 a 6 porções

Ingredientes

- • 2colher de sopa. cada extravirgemOliva óleo
- • 3 colheres de sopa. Pimenta em pó
- • 1 Colher de Sopa. molho picante de pimenta jalapeño
- • 1 quilo de costeletas de porco com osso
- • Sal
- • 4 talos de aipo picado
- • 1 cebola branca grande, picada

- • 3 dentes de alho picados
- • 2 xícaras de caldo de galinha
- • 2 xícaras de tomates em cubos
- • 2 xícaras de feijão branco cozido
- • 6 xícaras de couve embalada

a) Pré-aqueça a grelha. Bata o molho picante, 1 colher de sopa. azeite e pimenta em pó em uma tigela. Tempere as costeletas de porco com 1/2 colher de chá. sal. Esfregue as costeletas com a mistura de especiarias dos dois lados e coloque-as em uma grelha sobre uma assadeira. Deixou de lado.

b) Aqueça 1 colher de sopa. óleo de coco em uma panela grande em fogo alto. Adicione o aipo, o alho, a cebola e as 2 colheres de sopa restantes. Pimenta em pó. Cozinhe até que as cebolas fiquem translúcidas, mexendo (aprox. 8 minutos).

c) Adicione os tomates e o caldo de galinha à panela. Cozinhe e mexa ocasionalmente até reduzir em cerca de um terço (aproximadamente 7 minutos). Adicione a couve e o feijão. Reduza o fogo para médio, tampe e cozinhe até que a couve esteja macia (aprox. 7 minutos). Adicione até 1/2 xícara de água se a mistura parecer seca e tempere com sal.

d) Nesse ínterim, grelhe a carne de porco até dourar

11. Canja de limão grega

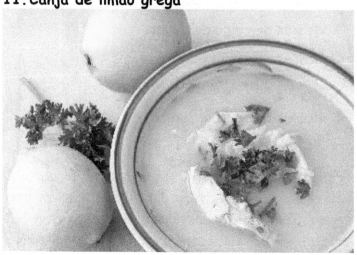

4 porções

Ingredientes

- • 4 xícaras de caldo de galinha
- • 1/4 xícara cru Quinoa
- • sal e pimenta
- • 3 ovos
- • 3 colheres de sopa. suco de limão
- • Punhado de endro fresco (picado)
- • frango assado desfiado (opcional)

a) Leve o caldo para ferver em uma panela. Adicione a quinua e cozinhe até ficar macia. Tempere com sal e pimenta. Reduza o fogo e deixe ferver. Em uma tigela separada, bata o suco de limão e os ovos até ficar homogêneo. Adicione cerca de 1 xícara do caldo quente à mistura de ovo e limão e bata para incorporar.

b) Adicione a mistura de volta à panela. Mexa até a sopa ficar opaca e engrossar. Adicione endro, sal e pimenta a gosto e frango, se tiver, e sirva.

12. Sopa de Ovo

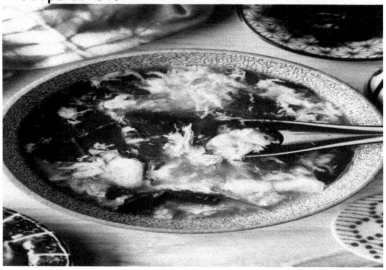

Serve de 4 a 6 porções

Ingredientes -

- • 1 1/2 quartos de caldo de galinha
- 2 colheres de sopa. Farinha de tapioca, misturada em 1/4 xícara de água fria
- 2 ovos, ligeiramente batidos com um garfo
- 2 cebolinhas picadas, incluindo pontas verdes

Instruções

a) Leve o caldo para ferver. Despeje lentamente a mistura de farinha de tapioca enquanto mexe o caldo. O caldo deve engrossar.

b) Reduza o fogo e deixe ferver. Misture os ovos bem devagar, mexendo sempre.

c) Assim que a última gota de ovo entrar, desligue o fogo.

d) Sirva com a cebolinha picada por cima.

13. Sopa Cremosa de Tomate e Manjericão

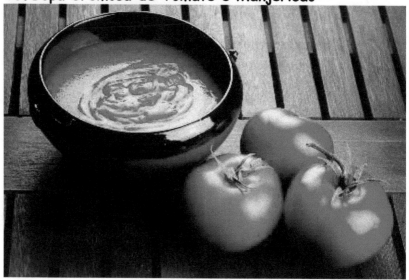

6 porções

Ingredientes

- 4 tomates - descascados, sem sementes e cortados em cubos
- 4 xícaras de suco de tomate
- 14 folhas de manjericão fresco
- 1 xícara de creme de coco
- sal a gosto
- pimenta preta moída a gosto

Instruções

a) Combine os tomates e o suco de tomate em uma panela. Simmer 30 minutos.

b) Faça um purê com as folhas de manjericão no processador.

c) Coloque novamente em uma panela e adicione o creme de coco.

d) Adicione sal e pimenta a gosto.

PRATO PRINCIPAL

14. Lentil Stew

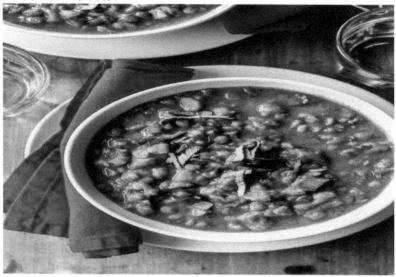

Ingredientes

• 1 xícara de lentilhas secas

• 3 1/2 xícaras de caldo de galinha

• alguns tomates

• 1 batata média picada + 1/2 xícara de cenoura picada

• 1/2 xícara de cebola picada + 1/2 xícara de aipo picado (opcional)

• alguns raminhos de salsa e manjericão + 1 dente de alho (picado)

• 1 libra de carne de porco magra em cubos ou boi + pimenta a gosto

Você pode comer uma salada de sua escolha com este guisado.

15. Ervilhas Assadas com Carne

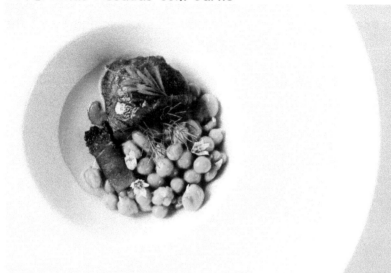

Serve 1

Ingredientes

• 1 xícara de ervilhas frescas ou congeladas

• 1 cebola picadinha

• 2 dentes de alho em fatias finas e 1/2 polegada de gengibre fresco descascado / fatiado (se desejar)

• 1/2 colher de chá flocos de pimenta vermelha, ou a gosto

• 1 tomate, picado grosseiramente

• 1 cenoura picada

• 1 Colher de Sopa. coco óleo

• 1/2 xícara de caldo de galinha

• 4 onças carne em cubos

• Sal e pimenta-do-reino moída na hora

a) Aqueça o óleo de coco em uma frigideira em fogo médio.

b) Refogue a cebola, o alho e o gengibre até ficarem macios. Adicione a pimenta vermelha, a cenoura e o tomate e refogue até que o tomate comece a amolecer. Adicione as ervilhas verdes. Adicione 4 onças. carne magra em cubos.

c) Adicione o caldo e cozinhe em fogo médio. Cubra e cozinhe até que as ervilhas estejam macias. Tempere a gosto com sal e pimenta.

16. Pimenta de galinha branca

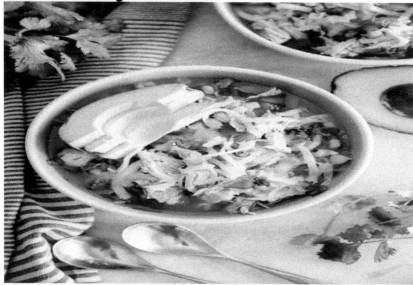

Serve: 5

Ingredientes

- • 4 grandes peitos de frango desossados e sem pele
- • 2 pimentões verdes
- • 1 cebola amarela grande
- • 1 jalapeno
- • 1/2 xícara de pimentões verdes picados (opcional)
- • 1/2 xícara de cebolinhas
- • 1,5 colher de sopa. coco óleo
- • 3 xícaras de feijão branco cozido

- • 3,5 xícaras de frango ou caldo de vegetais
- • 1 colher de chá. cominho em pó
- • 1/4 colher de chá Pimenta-caiena
- • sal a gosto

Instruções

a) Leve uma panela com água para ferver. Adicione os peitos de frango e cozinhe até ficarem bem cozidos. Escorra a água e deixe o frango esfriar. Quando esfriar, desfie e reserve.

b) Corte o pimentão, a galinha-jalapeño e a cebola em cubos. Derreta o óleo de coco em uma panela em fogo alto. Adicione os pimentões e as cebolas e refogue até ficar macio, aprox. 8 a 10 minutos.

c) Adicione o caldo, o feijão, o frango e os temperos à panela. Mexa e deixe ferver. Tampe e cozinhe por 25-30 minutos.

d) Cozinhe por mais 10 minutos e mexa ocasionalmente. Retire do fogo. Deixe agir por 10 minutos para engrossar. Cubra com coentro.

17. Porco Couve

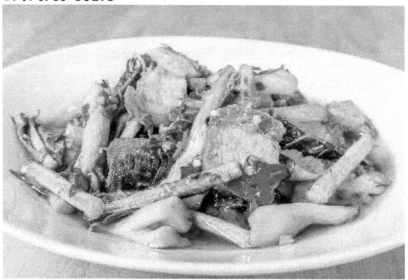

4 porções

Ingredientes

- • 1 Colher de Sopa. coco óleo
- • 1 libra de lombo de porco, aparado e cortado em pedaços de 1 polegada
- • 3/4 colher de chá sal
- • 1 cebola média, picadinha
- • 4 dentes de alho picados
- • 2 colheres de chá de colorau
- • 1/4 colher de chá pimenta vermelha esmagada (opcional)
- • 1 xícara de vinho branco

- • 4 tomates de ameixa, picados
- • 4 xícaras de caldo de galinha
- • 1 cacho de couve picada
- • 2 xícaras de feijão branco cozido

Instruções

a) Aqueça o óleo de coco em uma panela em fogo médio. Adicione a carne de porco, tempere com sal e cozinhe até que não fique mais rosa. Transfira para um prato e deixe os sucos na panela.

b) Adicione a cebola na panela e cozinhe até ficar translúcida. Adicione a páprica, o alho e a pimenta vermelha amassada e cozinhe por cerca de 30 segundos. Adicione os tomates e o vinho, aumente o fogo e mexa para remover os pedaços que estiverem dourados. Adicione o caldo. Leve para ferver.

c) Adicione a couve e mexa até murchar. Abaixe o fogo e cozinhe, até que a couve esteja macia. Junte o feijão, a carne de porco e os sucos de porco. Cozinhe por mais 2 minutos.

18. Squash Couve-flor Curry

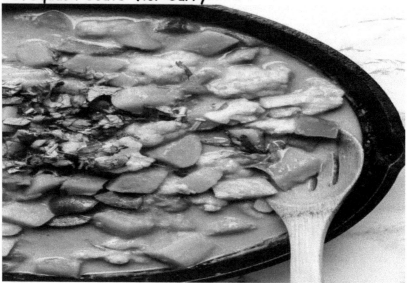

Serve: 6

Ingredientes

- • Pasta de curry
- • 3 xícaras de abóbora descascada e picada
- • 2 xícaras de leite de coco grosso
- • 3 colheres de sopa. coco óleo
- • 2 colheres de sopa. cruquerida
- • 2 libras de tomates
- • 1 e 1/4 xícara de arroz integral, cru
- • 1 xícara de couve-flor picada
- • 1 xícara de pimentão picado
- • Coentro para cobertura

Instruções

a) Cozinhe o arroz integral. Deixou de lado.

b) Faça Curry Paste. Despeje o leite de coco na frigideira e misture o curry e o mel cru com o leite de coco. Adicione a couve-flor, a abóbora e os pimentões verdes. Tampe e cozinhe até que a abóbora esteja macia. Retire do fogo e deixe descansar por 10 minutos. O molho vai engrossar.

c) Sirva o curry com arroz integral. Adicione o coentro picado antes de servir.

19. Crockpot Red Curry Lamb

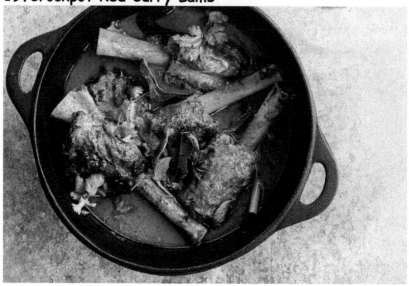

Serve: 16

Ingredientes

- • 3 libras de carne de cordeiro em cubos
- • Pasta de curry
- • 4 xícaras de pasta de tomate
- • 1 colher de chá. sal e mais para saborear
- • 1/2 xícara de leite de coco ou creme

Instruções

a) Faça a pasta de curry. Adicione o cordeiro e a pasta de curry em uma panela elétrica. Despeje uma xícara de pasta de tomate sobre o cordeiro. Adicione 2 xícaras de água à panela elétrica. Mexa, tampe e cozinhe em alta por 2 horas ou baixa por 4-5 horas. Prove e tempere com sal.

b) Junte o leite de coco e polvilhe com o coentro antes de servir. Sirva com arroz integral ou pão naan.

20. Lentil Dhal fácil

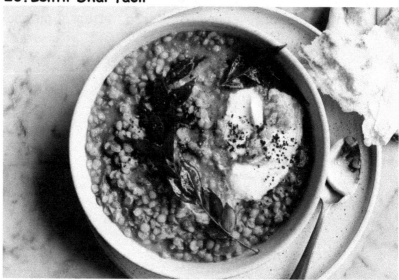

Serve: 6

Ingredientes

- • 2 1/2 xícaras de lentilhas
- • 5-6 xícaras de água
- • Pasta de curry
- • 1/2 xícara de leite de coco
- • 1/3 xícara de água
- • 1/2 colheres de chá de sal + 1/4 colher de chá. Pimenta preta
- • limonada
- • Coentro e cebolinhas para enfeitar

Instruções

a) Leve a água para ferver em uma panela grande. Adicione as lentilhas e cozinhe descoberto por 10 minutos, mexendo sempre.

b) Retire do fogo. Junte os ingredientes restantes.

c) Tempere com sal e ervas para enfeitar.

21. quiabo

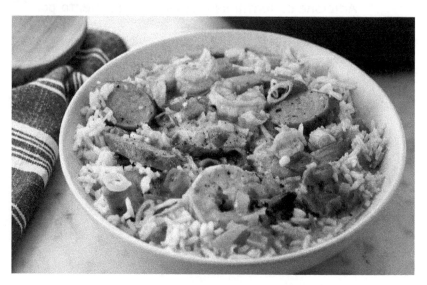

- · 1 libra de camarão médio descascado
- · 1/2 libra de peito de frango sem pele e sem osso
- · 1/2 xícara coco óleo
- · 3/4 xícara amêndoa farinha de trigo
- · 2 xícaras de cebola picada
- · 1 xícara de aipo picado
- · 1 xícara de pimenta verde picada
- · 1 colher de chá. cominho em pó
- · 1 Colher de Sopa. alho fresco picado
- · 1 colher de chá. tomilho fresco picado
- · 1/2 colher de chá pimentão vermelho
- · 6 xícaras de caldo de galinha

- • 2 xícaras de tomates em cubos
- • 3 xícaras de quiabo fatiado
- • 1/2 xícara de salsa fresca picada
- • 2 folhas de louro
- • 1 colher de chá. molho picante

a) Refogue o frango em fogo alto até dourar em uma panela grande. Retire e reserve. Pique a cebola, o aipo e o pimentão verde e reserve.

b) Coloque o óleo e a farinha na panela. Mexa bem e doure para fazer um roux. Quando o roux estiver pronto, adicione os vegetais picados. Refogue em fogo baixo por 10 minutos.

c) Lentamente, adicione o caldo de galinha mexendo sempre.

d) Adicione o frango e todos os outros ingredientes, exceto o quiabo, o camarão e a salsa, que serão guardados para o final.

e) Tampe e cozinhe em fogo baixo por meia hora. Retire a tampa e cozinhe por mais meia hora, mexendo ocasionalmente.

f) Adicione o camarão, o quiabo e a salsa. Continue a cozinhar em fogo baixo descoberto por 15 minutos.

22. Caril de grão de bico

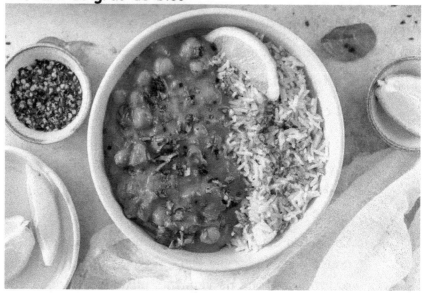

4 porções

Ingredientes

• Pasta de curry

• 4 xícaras de grão de bico cozido • 1 xícara de coentro   picado

Instruções

a) Faça Curry Paste. Misture o grão de bico e seu líquido.

b) Continue a cozinhar. Mexa até que todos os ingredientes estejam misturados.

c) Retire do fogo. Junte o coentro antes de servir, reservando 1 colher de sopa. para enfeitar.

23.Frango com Curry Vermelho

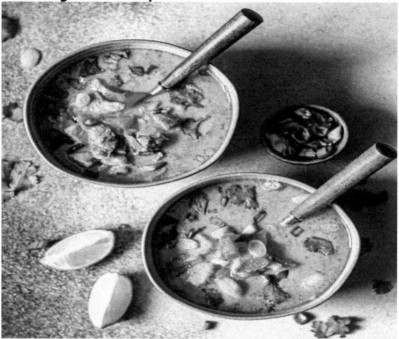

Serve: 6

Ingredientes

- • 2 xícaras de carne de frango em cubos
- • Pasta de curry
- • 2 xícaras de pasta de tomate
- • 1/4 xícara de leite de coco ou creme
- • Coentro para enfeitar
- • Arroz integral para servir

Instruções

a) Faça Curry Paste. Adicione a pasta de tomate; mexa e cozinhe até ficar homogêneo. Adicione o frango e as natas.

b) Mexa para combinar e cozinhe por 15-20 minutos.

c) Sirva com arroz integral e coentro.

24. Feijão Verde Assado com Carne De Porco

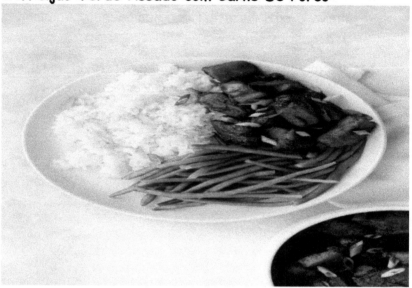

Serve 1

Ingredientes

- • 1 xícara de feijão verde fresco ou congelado
- • 1 cebola picadinha
- • 2 dentes de alho em fatias finas
- • 1/2 polegada de gengibre fresco descascado / fatiado
- • 1/2 colher de chá flocos de pimenta vermelha, ou a gosto
- • 1 tomate, picado grosseiramente
- • 1 Colher de Sopa. coco óleo
- • 1/2 xícara de caldo de galinha

- • Sal e pimenta-do-reino moída
- • 1/4 de limão, cortado em fatias, para servir
- • 5 onças carne de porco magra

Instruções

a) Corte cada feijão ao meio. Aqueça o óleo de coco em uma frigideira em fogo médio. Refogue a cebola, o alho e o gengibre em fogo médio até ficarem macios.

b) Adicione o pimentão vermelho e o tomate e refogue até que o tomate comece a quebrar. Junte o feijão verde. Adicione 5 onças. porco magro em cubos.

c) Adicione o caldo e leve para ferver em fogo médio. Cubra e cozinhe até que o feijão esteja macio.

d) Tempere a gosto com sal e pimenta. Sirva com rodela de limão ao lado.

25. Ratatouille

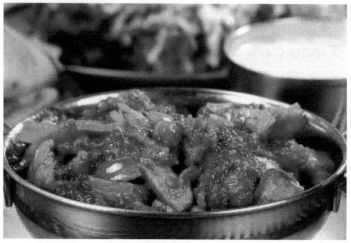

Serve de 4 a 6 porções

Ingredientes

- • 2 berinjelas grandes
- • 3 abobrinhas médias
- • 2 cebolas médias
- • 2 pimentões vermelhos ou verdes
- • 4 tomates grandes
- • 2 dentes de alho esmagados
- • 4 colheres de sopa. coco óleo
- • 1 Colher de Sopa. manjericão fresco
- • Spimenta preta moída na hora

Instruções

a) Corte a berinjela e a abobrinha em fatias de 1 polegada. Em seguida, corte cada fatia ao meio. Salgue-os e deixe-os por uma hora. O sal vai tirar o amargor.

b) Pique pimentas e cebolas. Retire os tomates da pele fervendo-os por alguns minutos. Em seguida, corte-as em quatro, retire as sementes e pique a polpa. Frite o alho e a cebola no óleo de coco em uma panela por 10 minutos. Adicione os pimentões. Seque a berinjela e a abobrinha e coloque na panela. Adicione o manjericão, sal e pimenta. Mexa e cozinhe por meia hora.

c) Adicione a polpa do tomate, verifique o tempero e cozinhe por mais 15 minutos sem a tampa.

26. Carne Assada

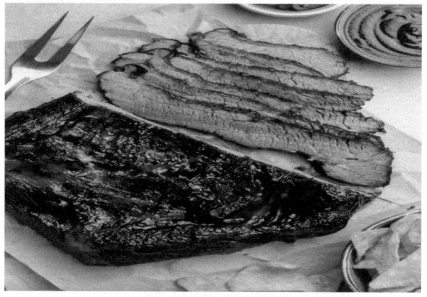

Serve 8

Ingredientes

• 1-1 / 2 xícaras de pasta de tomate • 1/4 xícara de suco de limão • 2 colheres de sopa. mostarda • 1/2 colher de chá. sal

• 1 cenoura picada • 1/4 colher de chá. pimenta-do-reino moída • 1/2 colher de chá. alho picado • 4 libras de carne assada desossada

Instruções

a) Em uma tigela grande, misture a pasta de tomate, o suco de limão e a mostarda. Junte o sal, a pimenta   e   o   alho.

b) Coloque a carne assada e a cenoura em uma panela elétrica. Despeje a mistura de tomate sobre o assado. Tampe e cozinhe em fogo baixo por   7   a   9   horas.

c) Retire o mandril assado da panela elétrica, desfie com um garfo e volte à panela. Mexa a carne para cobrir uniformemente com o molho. Continue cozinhando por aproximadamente 1 hora.

27. Filé mignon com chalotas

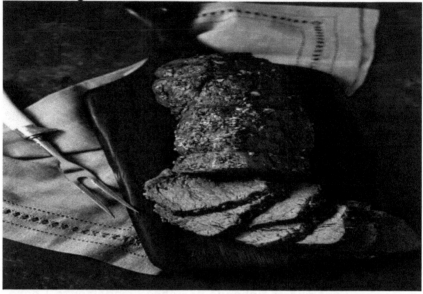

- • 3/4 libra de chalotas, divididas pela metade no sentido do comprimento

- • 1-1 / 2 colheres de sopa. Oliva óleo ou abacate óleo

- • Sal e pimenta a gosto

- • 3 xícaras de caldo de carne

- • 3/4 xícara de vinho tinto

- • 1-1 / 2 colheres de chá de pasta de tomate

- • 2 libras de lombo de vaca assado, aparado

- • 1 colher de chá. tomilho seco

- • 3 colheres de sopa. coco óleo

- 1 Colher de Sopa. amêndoa farinha de trigo

a) Aqueça o forno a 375 graus F. Misture as chalotas com azeite de oliva para revestir em uma assadeira e tempere com sal e pimenta. Asse até que as cebolas estejam macias, mexendo ocasionalmente, por cerca de meia hora.

b) Combine o vinho e o caldo de carne em uma panela e leve para ferver. Cozinhe em fogo alto. O volume deve ser reduzido pela metade. Adicione a pasta de tomate. Deixou de lado.

c) Seque a carne e polvilhe com sal, tomilho e pimenta. Adicione a carne à panela untada com óleo de coco. Doure em todos os lados em fogo alto.

d) Coloque a panela de volta no forno. Rosbife cerca de meia hora para mal passado. Transfira a carne para o prato. Cubra levemente com papel alumínio.

e) Coloque a panela no fogão e adicione a mistura de caldo. Leve para ferver e mexa para raspar os pedacinhos dourados. Transfira para uma panela diferente e leve para ferver. Misture 1 1/2 colher de sopa. óleo de coco e farinha em uma tigela pequena e misture. Bata no caldo e cozinhe até o molho engrossar. Junte as cebolas assadas. Tempere com sal e pimenta.

f) Corte a carne em fatias grossas de 1/2 polegada. Coloque um pouco de molho por cima.

28. Pimenta

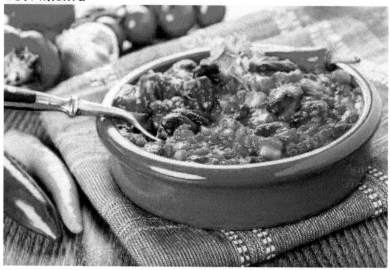

- • 2 colheres de sopa. <u>coco</u> óleo

- • 2 cebolas picadas

- • 3 dentes de alho picados

- • 1 libra de carne moída

- • 3/4 libra de lombo de vaca, em cubos

- • 2 xícaras de tomate em cubos

- • 1 xícara de café forte

- • 1 xícara de pasta de tomate

- • 2 xícaras de caldo de carne

- • 1 Colher de Sopa. sementes de cominho

- • 1 Colher de Sopa. cacau em pó sem açúcar

- • 1 colher de chá. orégano seco
- • 1 colher de chá. pimenta caiena moída
- • 1 colher de chá. coentro em pó
- • 1 colher de chá. sal
- • 6 xícaras de feijão cozido
- • 4 pimentas quentes frescas, picadas

a) Aqueça o óleo em uma panela em fogo médio. Cozinhe o alho, a cebola, o lombo e a carne moída no óleo até que a carne esteja dourada e as cebolas translúcidas.

b) Misture os tomates em cubos, o café, a massa de tomate e o caldo de carne. Tempere com orégano, cominho, cacau em pó, pimenta caiena, coentro e sal. Junte a pimenta malagueta e 3 xícaras de feijão. Reduza o fogo e cozinhe por duas horas.

c) Junte as 3 xícaras de feijão restantes. Cozinhe por mais 30 minutos.

29. Bolo De Carne Vitrificado

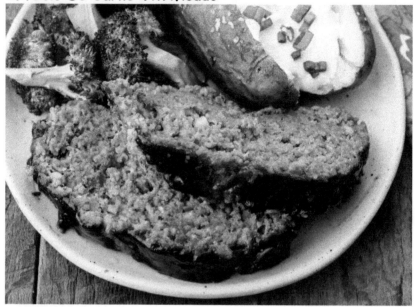

4 porções

Ingredientes -

- • 1/2 xícara de pasta de tomate
- • 1/4 xícara de suco de limão, dividido
- • 1 colher de chá. pó de mostarda
- • 2 libras de carne moída
- • 1 copo <u>linho</u> farinha de sementes
- 1/4 xícara de cebola picada
- 1   ovo   batido

- Instruções

a) Aqueça o forno a 350 graus F. Combine mostarda, extrato de tomate, 1 colher de sopa. suco de limão   em   uma   tigela   pequena.

b) Misture a cebola, a carne moída, o linho, o ovo e o suco de limão restante em uma tigela grande separada.

c) E adicione 1/3 da mistura de extrato de tomate da tigela menor. Misture tudo bem e coloque em uma   forma   de   pão.

d) Asse a 350 graus F por uma hora. Escorra o excesso de gordura e cubra com a mistura de extrato de tomate restante. Asse por mais 10 minutos.

30. Lasanha de berinjela

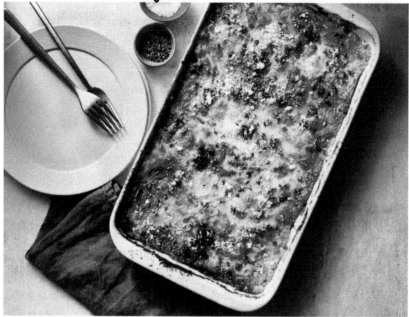

Serve de 4 a 6 porções

Ingredientes, NF

- • 2 berinjelas grandes, descascadas e cortadas longitudinalmente em tiras
- • coco óleo
- • sal e pimenta
- Molho de carne
- • 2 xícaras de queijo de fazendeiro magro
- • 2 ovos
- • 3 cebolas verdes, picadas

- • 1 xícara de queijo mozzarella ralado com baixo teor de gordura

Instruções

a) Aqueça o forno a 425 graus.

b) Unte a assadeira com óleo e arrume uma fatia de berinjela. Polvilhe com sal e pimenta. Asse as fatias por 5 minutos de cada lado. Diminua a temperatura do forno para 375.

c) Brown cebola, carne e alho em óleo de coco por 5 minutos. Adicione os cogumelos e a pimenta vermelha e cozinhe por 5 minutos. Adicione os tomates, o espinafre e os temperos e cozinhe por 5-10 minutos.

d) Misture o queijo dos fazendeiros, a mistura de ovo e cebola. Espalhe um terço do molho de carne no fundo de uma panela de vidro. Camada metade das fatias de berinjela e metade do queijo dos fazendeiros. Repetir. Adicione a última camada de molho e depois a mussarela por cima.

e) Cubra com papel alumínio. Asse a 375 graus por uma hora. Retire o papel alumínio e leve ao forno até o queijo dourar. Deixe descansar 10 minutos antes de servir.

31. Berinjela recheada

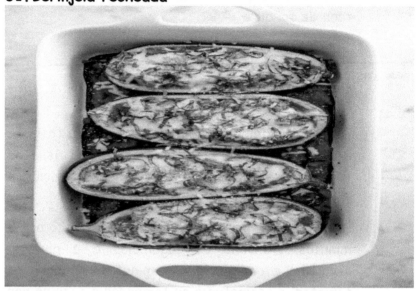

a) Lave as berinjelas. Corte uma fatia de uma das pontas. Faça um corte largo e salgue-os. Tomates sem sementes. Pique-os bem.

b) Corte a cebola em rodelas finas. Pique os dentes de alho. Coloque-os em uma frigideira com óleo de coco.

c) Adicione os tomates, salsinha, cominho, pimenta, pimenta e carne moída. Refogue por 10 minutos.

d) Esprema as berinjelas, para que o suco amargo saia. Preencha a fenda larga com a mistura de carne moída. Despeje o restante da mistura. Aqueça o forno a 375F nesse meio tempo.

e) Coloque as berinjelas em uma assadeira. Polvilhe-os com azeite, suco de limão e 1 xícara de água.

f) Cubra a panela com papel alumínio.

32. Pimentão Recheado com Carne

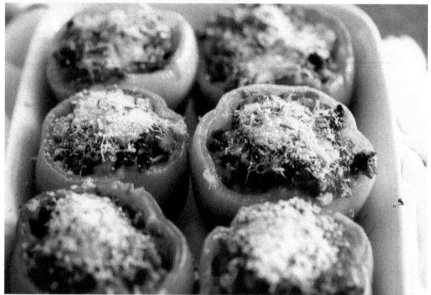

Ingredientes

- 6 pimentões vermelhos
- sal a gosto
- 1 libra de carne moída
- 1/3 xícara de cebola picada
- Sal e pimenta a gosto
- 2 xícaras de tomate picado
- 1/2 xícara de arroz integral cru ou
- 1/2 xícara de água
- 2 xícaras de sopa de tomate
- água conforme necessário

Instruções

a) Cozinhe os pimentões em água fervente por 5 minutos e escorra.

b) Polvilhe sal dentro de cada pimenta e reserve. Em uma frigideira, refogue a cebola e a carne até dourar. Retire o excesso de gordura. Tempere com sal e pimenta. Junte o arroz, os tomates e 1/2 xícara de água. Tampe e cozinhe até que o arroz esteja macio. Retire do fogo. Junte o queijo.

c) Aqueça o forno a 350 graus F. Recheie cada pimenta com a mistura de arroz e carne. Coloque os pimentões com o lado aberto para cima em uma assadeira. Combine a sopa de tomate com água apenas o suficiente para tornar a sopa uma consistência de molho em uma tigela separada.

d) Despeje sobre os pimentões.

e) Asse coberto por 25 a 35 minutos.

33. Super Goulash

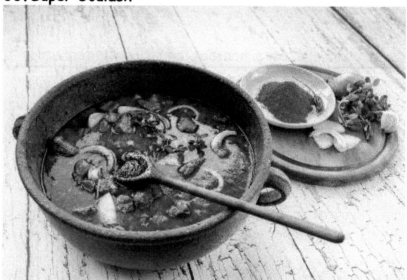

Serve de 4 a 6 porções

Ingredientes

- • 3 xícaras de couve-flor
- 1 libra de carne moída •
- 1 cebola média, picada •
- sal a gosto
- • pimenta preta moída a gosto
- alho a gosto
- • 2 xícaras de feijão cozido
- • 1 xícara de pasta de tomate

a) Doure a carne moída e a cebola em uma frigideira, em fogo médio. Escorra a gordura. Adicione o alho, sal e pimenta a gosto.

b) Junte a couve-flor, o feijão e a pasta de tomate. Cozinhe até que a couve-flor esteja pronta.

34. Frijoles Charros

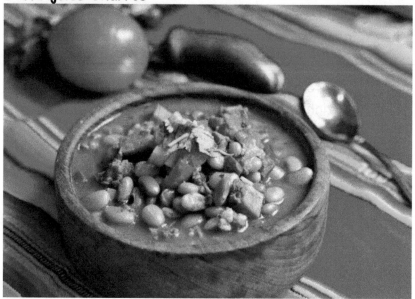

Serve de 4 a 6 porções

Ingredientes

- • 1 libra de feijão seco
- • 5 dentes de alho picados
- • 1 colher de chá. sal
- • 1/2 libra de porco, picado
- • 1 cebola picada e 2 tomates frescos, cortados em cubos
- • algumas fatias de pimenta jalapeño fatiada
- • 1/3 xícara de coentro picado

Instruções

a) Coloque o feijão em uma panela elétrica. Cubra com água. Misture o alho e o sal. Tampe e cozinhe por 1 hora em alta.

b) Cozinhe a carne de porco em uma frigideira em fogo alto até dourar. Escorra a gordura. Coloque a cebola na frigideira. Cozinhe até ficar macio. Misture os jalapenos e os tomates. Cozinhe até ficar bem aquecido. Transfira para a panela elétrica e misture com o feijão. Continue cozinhando por 4 horas em fogo baixo. Misture o coentro cerca de meia hora antes do final do tempo de cozimento.

35. frango Cacciatore

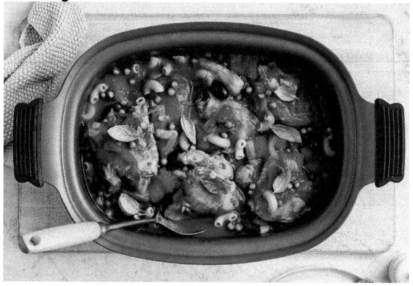

Serve 8

Ingredientes

- • 4 quilos de coxas de frango, com pele
- • 2 colheres de sopa. virgem extraOliva óleo ou abacate óleo
- • Sal
- • 1 cebola fatiada
- • 1/3 xícara de vinho tinto
- • 1 pimentão vermelho ou verde fatiado
- • 8 onças de cogumelos cremini fatiados
- • 2 dentes de alho fatiados
- • 3 xícaras de tomates pelados e picados
- • 1/2 colher de chá Pimenta preta da terra
- • 1 colher de chá. orégano seco
- • 1 colher de chá. tomilho seco

- • 1 raminho de alecrim fresco
- • 1 Colher de Sopa. salsinha

Instruções

a) Pat o frango em todos os lados com sal. Aqueça o azeite em uma frigideira em fogo médio. Doure na frigideira alguns pedaços de frango com a pele voltada para baixo (não superlotem) por 5 minutos e depois vire. Deixou de lado. Certifique-se de ter 2 colheres de sopa. da gordura derretida restante.

b) Adicione a cebola, os cogumelos e o pimentão à frigideira. Aumente o fogo para médio alto. Cozinhe até que as cebolas estejam macias, mexendo, por cerca de 10 minutos. Adicione o alho e cozinhe mais um minuto.

c) Adicione o vinho. Raspe os pedaços dourados e cozinhe até que o vinho seja reduzido pela metade. Adicione o tomate, pimenta, orégano, tomilho e uma colher de chá. de sal. Simmer descobriu por talvez mais 5 minutos. Coloque os pedaços de frango por cima dos tomates, com a pele para cima. Abaixe o fogo. Cubra a frigideira com a tampa entreaberta.

d) Cozinhe o frango em fogo baixo. Virando e alinhavando de vez em quando. Adicione o alecrim e cozinhe até que a carne esteja macia, cerca de 30 a 40 minutos. Enfeite com salsa.

36. Repolho Estufado com Carne

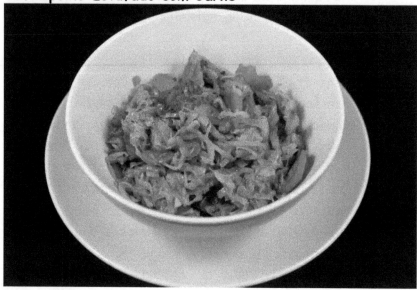

Serve 8

Ingredientes

- • 1-1 / 2 libras de carne moída
- • 1 xícara de caldo de carne
- • 1 cebola picada
- • 1 folha de louro
- • 1/4 colher de chá Pimenta
- • 2 costelas de aipo fatiadas
- • 4 xícaras de repolho picado
- • 1 cenoura cortada
- • 1 xícara de pasta de tomate
- • 1/4 colher de chá sal

Instruções

a) Carne moída marrom em uma panela. Adicione o caldo de carne, a cebola, a pimenta e a folha de louro. Tampe e cozinhe até ficar macio (aproximadamente 30 minutos). Adicione o aipo, repolho e cenoura.

b) Tampe e cozinhe até que os vegetais estejam macios. Misture a massa de tomate e a mistura de temperos. Simmer descoberto por 20 minutos.

37. Ensopado de Carne com Ervilhas e Cenouras

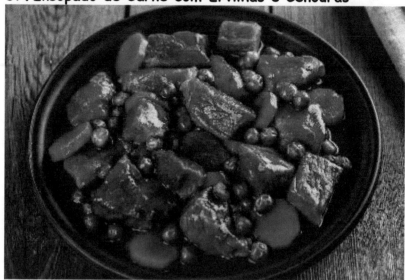

Serve 8

Ingredientes

- • 1-1 / 2 xícaras de cenouras picadas •
- 1 xícara de cebola picada
- • 2 colheres de sopa. <u>coco</u> óleo
- 1-1 / 2 xícaras de ervilhas verdes
- 4 xícaras de caldo de carne
- 1/2 colher de chá Sal
- • 1/4 colher de chá Pimenta preta da terra
- 1/2 colher de chá alho picado
- 4 libras de carne assada desossada

Instruções

a) Cozinhe as cebolas no óleo de coco em médio até que estejam macias (alguns minutos). Adicione todos os outros ingredientes e mexa.

b) Tampe e cozinhe em fogo baixo por 2 horas. Misture a farinha de amêndoa com um pouco de água fria, adicione ao guisado e cozinhe por mais um minuto.

38. Ensopado de frango verde

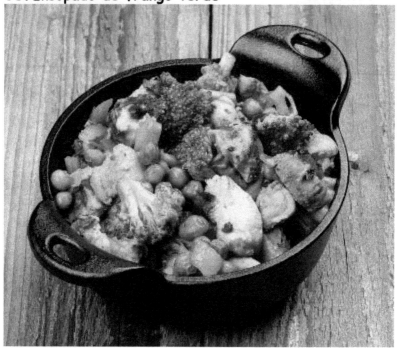

Serve 6-8

Ingredientes

- • 1-1 / 2 xícaras de floretes de brócolis
- • 1 xícara de talos de aipo picados
- • 1 xícara de alho-poró fatiado
- 2 colheres de sopa. <u>coco</u> óleo
- • 1-1 / 2 xícaras de ervilhas verdes
- • 2 xícaras de caldo de galinha
- • 1/2 colher de chá Sal
- • 1/4 colher de chá Pimenta preta da terra

- • 1/2 colher de chá alho picado

- • 4 libras de pedaços de frango desossados e sem pele

Instruções

a) Cozinhe o alho-poró no óleo de coco em fogo médio até ficarem macios (alguns minutos). Adicione todos os outros ingredientes e mexa.

b) Tampe e cozinhe em fogo baixo por 1 hora. Misture a farinha de amêndoa com um pouco de água fria, adicione ao guisado e cozinhe por mais um minuto.

39. Ensopado irlandês

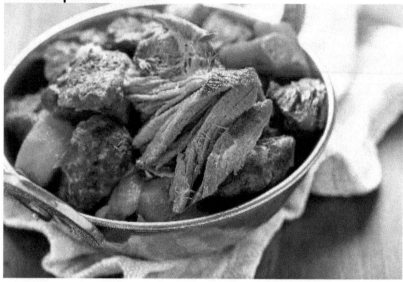

Serve 8

Ingredientes

- • 2 cebolas picadas
- • 2 colheres de sopa. coco óleo
- • 1 raminho de tomilho seco
- • 2 1/2 libras de carne picada de pescoço de cordeiro
- • 6 cenouras picadas
- • 2 colheres de sopa. arroz castanho
- • 5 xícaras de caldo de galinha
- • Sal
- • Pimenta preta da terra
- • 1 bouquet garni (tomilho, salsa e louro)
- • 2 batatas-doces picadas
- • 1 cacho de salsa picada

- • 1 cacho de cebolinhas

Instruções

a) Cozinhe a cebola em óleo de coco em médio até que estejam macias. Adicione o tomilho seco e o cordeiro e mexa. Adicione o arroz integral, as cenouras e o caldo de galinha. Adicione sal, pimenta e bouquet garni. Tampe e cozinhe em fogo baixo por 2 horas. Coloque as batatas-doces em cima do guisado e cozinhe por 30 minutos até que a carne esteja se desfazendo.

b) Enfeite com salsa e cebolinha.

40. Ensopado de ervilha húngaro

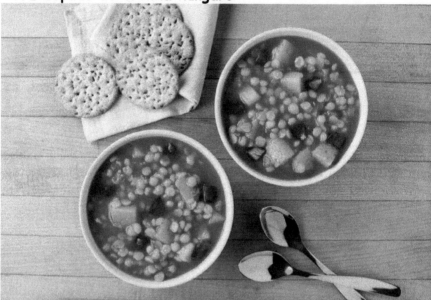

Serve 8

Ingredientes

- • 6 xícaras de ervilhas verdes
- • 1 libra de porco em cubos
- • 2 colheres de sopa Oliva óleo ou abacate óleo
- • 3 1/2 colheres de sopa amêndoa farinha de trigo
- • 2 colheres de sopa de salsa picada
- • 1 xícara de água
- • 1/2 colher de chá de sal
- • 1 xícara de leite de coco
- • 1 colher de chá de açúcar de coco

Instruções

a) Cozinhe a carne de porco e as ervilhas verdes no azeite em fogo médio até quase ficarem macias (aprox. 10 minutos)

b) Adicione sal, salsa picada, açúcar de coco e farinha de amêndoa e cozinhe por mais um minuto.

c) Adicione a água, depois o leite e mexa.

d) Cozinhe por mais 4 minutos em fogo baixo, mexendo ocasionalmente.

41.Frango Tikka Masala

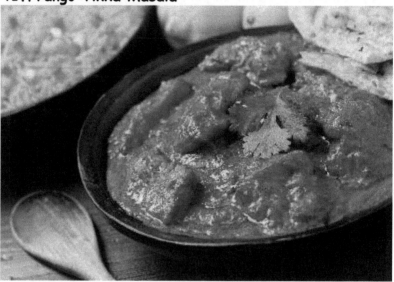

- • Pedaços de frango de 2 quilos, sem pele, com osso
- 3 colheres de sopa. colorau torrada
- 2 colheres de sopa. semente de coentro torrada
- 12 dentes de alho picados
- 3 colheres de sopa. gengibre fresco picado
- 2 xícaras de iogurte
- 3/4 xícara de suco de limão (4 a 6 limões)
- 1 colher de chá. sal marinho
- 4 colheres de sopa. coco óleo
- 1 cebola fatiada
- 4 xícaras de tomates picados
- 1/2 xícara de coentro picado
- 1 xícara de creme de coco

a) Corte o frango profundamente em intervalos de 1 polegada com uma faca. Coloque o frango em uma assadeira grande.

b) Combine coentro, cominho, páprica, açafrão e pimenta caiena em uma tigela e misture. Reserve 3 colheres de sopa. desta mistura de especiarias. Combine as 6 colheres de sopa restantes. mistura de especiarias com 8 dentes de alho, alho, iogurte, 2 colheres de sopa. gengibre, 1/4 xícara de sal e 1/2 xícara de suco de limão em uma tigela grande e misture. Despeje a marinada sobre os pedaços de frango.

c) Aqueça o óleo de coco em uma panela grande em fogo médio-alto e adicione o alho e o gengibre restantes. Adicione as cebolas. Cozinhe por cerca de 10 minutos, mexendo ocasionalmente. Adicione a mistura de temperos reservada e cozinhe até cheirar, cerca de meio minuto. Raspe os pedaços dourados do fundo da panela e adicione os tomates e metade do coentro. Cozinhe por 15 minutos. Deixe esfriar um pouco e bata.

d) Junte o creme de coco e o restante do suco de limão de um quarto de xícara. Tempere a gosto com sal e reserve até que o frango esteja cozido.

e) Cozinhe o frango na grelha ou na grelha.

f) Retire o frango do osso e corte em pedaços do tamanho de uma mordida áspera. Adicione os pedaços de frango à panela de molho. Leve para ferver em fogo médio e cozinhe por cerca de 10 minutos.

42. Ensopado de Carne Grego (Stifado)

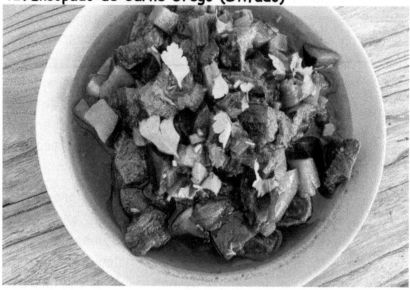

Serve 8

Ingredientes

- • 4 pedaços grandes de vitela ou osso bucco de boi
- • 20 chalotas inteiras, descascadas
- • 3 folhas de louro
- • 8 dentes de alho
- • 3 raminhos de alecrim
- • 6 pimentão inteiro
- • 5 cravos inteiros
- • 1/2 colher de chá de noz-moscada moída
- • 1/2 xícara Oliva óleo ou abacate óleo
- • 1/3 xícara de vinagre de maçã
- • 1 Colher de Sopa. sal
- • 2 xícaras de pasta de tomate

- • 1/4 colher de chá de pimenta preta

Instruções

a) Misture o vinagre e a pasta de tomate e reserve. Coloque a carne, a chalota, o alho e todos os temperos na panela.

b) Adicione a pasta de tomate, azeite e vinagre. Tampe a panela, leve ao fogo baixo e cozinhe em fogo baixo por 2 horas. Não abra e mexa, apenas agite a panela de vez em quando.

c) Sirva com arroz integral ou quinoa.

43. Ensopado de carne com feijão vermelho

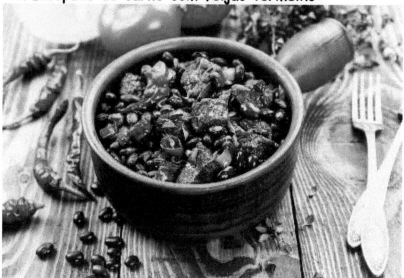

Serve 8

Ingredientes

- • 3 colheres de sopa. Oliva óleo ou abacate óleo
- • 1/2 cebola picada
- • 1 libra de carne magra ensopada em cubos
- • 2 colheres de chá cominho em pó
- • 2 colheres de chá açafrão moído (opcional)
- • 1/2 colher de chá canela em pó (opcional)
- • 2 1/2 xícaras de água
- • 5 colheres de sopa. salsa fresca picada
- • 3 colheres de sopa. cebolinhas cortadas
- • 2 xícaras de feijão cozido
- • 1 limão, suco de
- • 1 Colher de Sopa. amêndoa farinha de trigo
- • sal e pimenta preta

Instruções

a) Refogue a cebola em uma panela com duas colheres de sopa de óleo cinco até ficar macia.

b) Adicione a carne e cozinhe até que a carne esteja dourada por todos os lados. Junte a cúrcuma, a canela (ambos opcionais) e o cominho e cozinhe por um minuto. Adicione água e leve para ferver.

c) Tampe e cozinhe em fogo baixo por 45 minutos. Mexa ocasionalmente. Salteie a salsinha e a cebolinha com a 1 colher de sopa restante. de azeite por cerca de 2 minutos e adicione esta mistura à carne. Adicione o feijão e o suco de limão e tempere com sal e pimenta.

d) Junte uma colher de sopa. de farinha de amêndoa misturada com um pouco de água para engrossar o guisado. Simmer descoberto por meia hora até a carne ficar macia. Sirva com arroz integral.

44. Ensopado de Cordeiro e Batata Doce

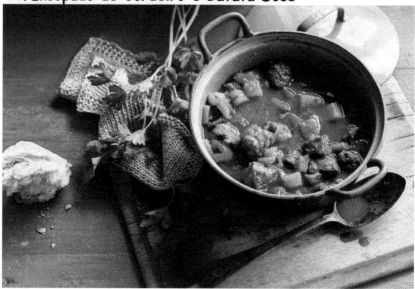

Serve 8

Ingredientes

- • 1-1 / 2 xícaras de pasta de tomate
- • 1/4 xícara de suco de limão
- • 2 colheres de sopa. Mostarda
- • 1/2 colher de chá Sal
- • 1/4 colher de chá Pimenta preta da terra
- • 1/4 xícara de manteiga de amêndoa grossa
- • 2 batatas-doces em cubos
- • 1/2 colher de chá alho picado
- • 4 libras de carne assada desossada

Instruções

a) Em uma tigela grande, misture a pasta de tomate, o suco de limão, a manteiga de amêndoa e a mostarda. Junte o sal, a pimenta, o alho e a batata-doce em cubos. Coloque o mandril assado em uma panela elétrica. Despeje a mistura de tomate sobre o assado.

b) Tampe e cozinhe em fogo baixo por 7 a 9 horas.

c) Retire o mandril assado da panela elétrica, desfie com um garfo e volte à panela. Mexa a carne para cobrir uniformemente com o molho. Continue cozinhando por aproximadamente 1 hora.

45. Peito De Frango Assado

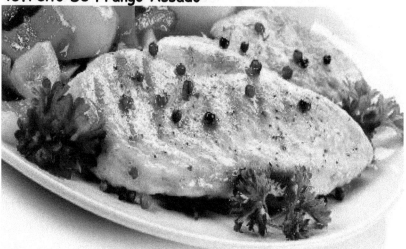

Serve 10

Ingredientes

- • 10 peito de frango desossado e sem pele
- • 3/4 xícara de iogurte desnatado
- • 1/2 xícara de manjericão picado
- • 2 colheres de chá farinha de araruta
- • 1 xícara de aveia moída grosseiramente

Instruções

a) Arrume o frango em uma assadeira. Combine manjericão, iogurte e farinha de araruta; misture bem e espalhe sobre o frango.

b) Misture a farinha de aveia com sal e pimenta a gosto e polvilhe sobre o frango.

c) Asse o frango em 375 graus no forno por meia hora. Rende 10 porções.

46. Frango Assado com Alecrim

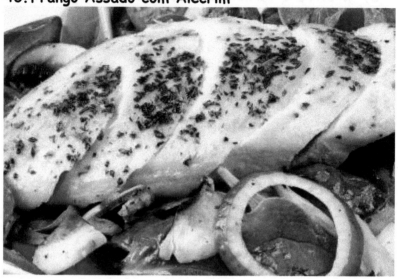

Serve 6-8

- • 1 (3 libras) de frango inteiro, enxaguado, sem pele
- • Sal e pimenta a gosto
- • 1 cebola, cortada em quatro
- • 1/4 xícara de alecrim picado

Instruções

a) Aqueça o forno a 350F. Polvilhe sal e pimenta na carne. Recheie com a cebola e o alecrim.

b) Coloque em uma assadeira e leve ao forno pré-aquecido até o frango estar cozido.

c) Dependendo do tamanho da ave, o tempo de cozimento pode variar.

47. Carne Asada

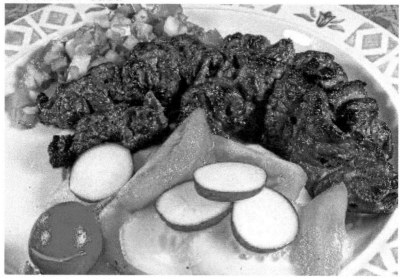

a) Misture o alho, o jalapeño, o coentro, o sal e a pimenta para fazer uma pasta. Coloque a pasta em um recipiente. Adicione o óleo, o suco de limão e o suco de laranja. Agite para combinar. Use como marinada para carne ou como condimento de mesa.

b) Coloque o bife de flanco em uma assadeira e despeje a marinada sobre ele. Leve à geladeira por até 8 horas. Retire o bife da marinada e tempere dos dois lados com sal e pimenta. Grelhe (ou grelhe) o bife por 7 a 10 minutos de cada lado, virando uma vez, até ficar mal passado. Coloque o bife sobre uma tábua de cortar e deixe o suco assentar (5 minutos). Corte o bife em fatias finas no   grão.

48. Cioppino

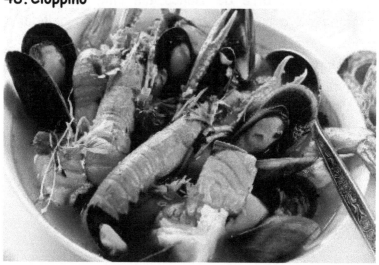

6 porções

Ingredientes

- • 3/4 xícara <u>coco</u> óleo
- • 2 cebolas picadas
- • 2 dentes de alho picados
- • 1 cacho de salsa fresca, picada
- • 1,5 xícaras de tomates cozidos
- • 1,5 xícaras de caldo de galinha
- • 2 folhas de louro
- • 1 Colher de Sopa. manjericão seco
- • 1/2 colher de chá tomilho seco
- • 1/2 colher de chá orégano seco
- • 1 xícara de água

- • 1-1 / 2 xícaras de vinho branco
- • 1-1 / 2 libras de camarão grande descascado e raspado
- • Vieiras de 1-1 / 2 libras
- • 18 amêijoas pequenas
- • 18 mexilhões limpos e sem barba
- • 1-1 / 2 xícaras de carne de caranguejo
- • Filetes de bacalhau de 1-1 / 2 libras, em cubos

Instruções

a) Em fogo médio derreta o óleo de coco em uma panela grande e adicione a cebola, a salsa e o alho. Cozinhe lentamente, mexendo ocasionalmente até que as cebolas estejam macias. Adicione os tomates à panela. Adicione caldo de galinha, orégano, louro, manjericão, tomilho, água e vinho. Misture bem.

b) Tampe e cozinhe por 30 minutos. Junte o camarão, as vieiras, as amêijoas, os mexilhões e a carne de caranguejo. Junte o peixe. Traga para ferver. Abaixe o fogo, tampe e cozinhe até que as amêijoas abram.

49. Linguado com coco laranja

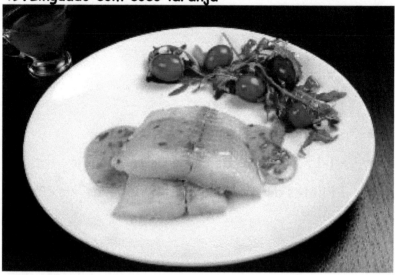

6 porções

Ingredientes

- • 31/2 libras linguado
- • 3 colheres de sopa. vinho branco
- • 3 colheres de sopa. suco de limão
- • 3 colheres de sopa. <u>coco</u> óleo
- • 3 colheres de sopa. salsa
- • 1 colher de chá. Pimenta preta
- • 2 colheres de sopa. raspas de laranja
- • 1/2 colher de chá sal
- • 1/2 xícara de cebolinha picada

Instruções

a) Pré-aqueça o forno a 325F. Polvilhe o peixe com pimenta e sal.

b) Coloque o peixe na assadeira. Polvilhe as raspas de laranja em cima do peixe. Derreta o óleo de coco restante e adicione a salsa e a cebolinha ao óleo de coco e despeje sobre a solha. Em seguida, adicione o vinho branco.

c) Leve ao forno e leve ao forno por 15 minutos. Sirva o peixe com um pouco de suco extra.

50. Salmão grelhado

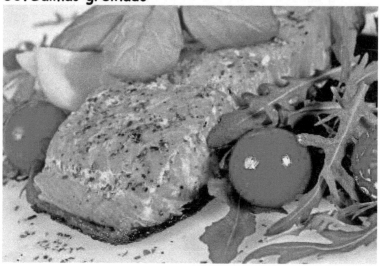

4 porções

Ingredientes

- • 4 (4 onças) de filés de salmão
- • 1/4 xícara <u>coco</u> óleo
- • 2 colheres de sopa. molho de peixe
- • 2 colheres de sopa. suco de limão
- • 2 colheres de sopa. cebola verde em fatias finas
- • 1 dente de alho picado e 3/4 colher de chá. gengibre moído
- • 1/2 colher de chá flocos de pimenta vermelha esmagada
- • 1/2 colher de chá óleo de gergelim

- • 1/8 colher de chá sal

Instruções

a) Misture o óleo de coco, o molho de peixe, o alho, o gengibre, os flocos de pimenta vermelha, o suco de limão, a cebolinha, o óleo de gergelim e o sal. Coloque o peixe em uma travessa de vidro e regue com a marinada.

b) Cubra e leve à geladeira por 4 horas.

c) Pré-aqueça a grelha. Coloque o salmão na grelha. Grelhe até o peixe ficar macio. Vire até a metade durante o cozimento.

CONCLUSÃO

Para determinar se um alimento tem baixo teor de gordura, uma pessoa pode ler seu rótulo nutricional. É vital ler a parte do rótulo que lista os valores específicos, já que muitos fabricantes rotulam os alimentos como "baixo teor de gordura", apesar de terem um teor relativamente alto de gordura.

Exemplos de alimentos com baixo teor de gordura que uma pessoa pode incorporar em sua dieta incluem:

- Cereais, grãos e produtos de massas
- tortilhas de milho ou trigo integral
- biscoitos assados
- a maioria dos cereais frios
- macarrão, especialmente versões de grãos inteiros
- aveia
- arroz
- bagels de grãos inteiros
- Bolinhos ingleses
- pão pita

Lightning Source UK Ltd.
Milton Keynes UK
UKHW022247260721
387813UK00007B/218